Annette Kerckhoff
Was tun zur Wundheilung nach Operationen

Was tun zur

Wundheilung nach Operationen

Annette Kerckhoff
Johannes Wilkens

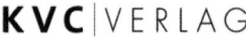

KVC Verlag
Karl und Veronica Carstens-Stiftung
Am Deimelsberg 36, 45276 Essen
Tel.: (0201) 56305 0, Fax: (0201) 56305 30
www.kvc-verlag.de

Kerckhoff, Annette; Wilkens, Johannes
Was tun zur Wundheilung nach Operationen

Wichtiger Hinweis: Für Angaben über Dosierungsanweisungen und Applikationsformen kann vom Verlag keine Gewähr übernommen werden. Jede Dosierung oder Applikation erfolgt auf eigene Gefahr des Benutzers. Geschützte Warennamen (Warenzeichen) werden nicht besonders kenntlich gemacht.

ISBN 978-3-86864-039-7

© KVC Verlag – Karl und Veronica Carstens-Stiftung, Essen
  2. Auflage 2013

Das Werk mit allen Teilen ist urheberrechtlich geschützt. Jede Verwertung außerhalb der Bestimmungen des Urheberrechts ist ohne schriftliche Genehmigung des Verlages unzulässig und strafbar. Kein Teil des Werkes darf in irgendeiner Form ohne schriftliche Genehmigung des Verlages reproduziert werden.

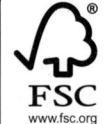
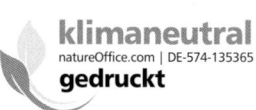

Umschlaggestaltung: eye-d Designbüro, Essen
Druck: Union Betriebs-GmbH, Rheinbach

Inhalt

Einleitung 1

Die Wundheilung

Der Aufbau der Haut 5

Phasen der Wundheilung 7

Phase 1: Entzündungsphase (Exsudation) 7
Phase 2: Gewebsbildung (Proliferation) 8
Phase 3: Regeneration 9

Der Tipp aus der Wissenschaft für die Praxis: Arnika zur Wundheilung

Die Knie-OP-Studie der Carstens-Stiftung 11

Die Daten der Studie im Einzelnen 12
    Messparameter 12
    Studiendesign 13
    Studienverlauf 13
    Die Ergebnisse 14
    Nebenwirkungen 16

Zwei Metaanalysen 17

Die Homöopathie

Homöopathie und Pflanzenheilkunde 21

Grundprinzipien der Homöopathie 22

Potenzierung..23
Darreichungsformen..25
Buchempfehlungen..26

Arnika (Bergwohlverleih) 28

Namen 28
Botanik...28
Traditionelle Anwendung in der
Pflanzenheilkunde 30
Moderne Pharmakologie 33
Arnika in der Homöopathie 36

Johanniskraut und Beinwell.......................... 39

Arnica, Hypericum und *Symphytum*
im Vergleich 46

Kombinationsmittel 50

Weitere homöopathische Arzneimittel........ 52

Aesculus 52
Bellis perennis 53

Borago 54
Calendula 54
Calcium fluoratum 55
Calcium carbonicum und *Mater perlarum* 56
Hamamelis 56
Ruta graveolens 57
Staphisagria 57
Vespa crabro 58

Homöopathische Behandlung bei einzelnen Operationen

Bewährte Anwendungen 59

Bänderriss 61
Blinddarm-Operation 61
Gebärmutterentfernung (Hysterektomie) 62
Gesichtsoperationen einschließlich Auge und Nase 62
Hüft-Operation 63
Kaiserschnitt 64
Karpaltunnel-Operation 65
Knie-Operation 66
Leistenbruch 67
Mandel-Operation 68
Oberschenkel-Operation 69

Verödung von Hämorrhoiden 70
Verödung von Krampfadern 70
Zahnextraktionen 72
Anwendungshinweise 73
Dosierung 73

Die Operationen im Überblick 75

Die Autorin 79

Der Autor 79

Einleitung

Arnika (Bergwohlverleih, *Arnica montana*) ist die wohl bekannteste Wundheilpflanze. In der Pflanzenheilkunde wird sie bei Blutergüssen, Verstauchungen, Verrenkungen und Prellungen als Umschlag oder Kompresse in Form von verdünnter Tinktur angewendet.

Auch in der Homöopathie ist Arnika ein besonders beliebtes und zudem eines der am besten untersuchten Arzneimittel. Die Vorstellung jedoch, dass man Arnika routinemäßig bei allen Verletzungen und OPs zur Prophylaxe und zur Nachbehandlung einsetzen kann, ist – wie die Forschung zeigt – nicht ganz richtig.

Mit Unterstützung der Carstens-Stiftung führte Dr. Johannes Wilkens an der unfallchirurgischen Abteilung des Klinikums Kulmbach drei klinische Studien durch, bei denen die Anwendung von *Arnica montana* als homöopathischem Mittel bei Knie-Operationen geprüft wurde. Die Ergebnisse sind für bestimmte Werte vielversprechend: So konnte etwa der Heilungsverlauf unter *Arnica* beschleunigt werden, insbesondere die Schwellung nahm zügiger ab als in der Vergleichsgruppe. Andere Messwerte, z. B. der Wundschmerz, konnten aber von *Arnica* weniger beeinflusst werden. Neben der eigenen ärztlichen Forschung untersuchte und bewertete Wilkens alle bislang durchgeführten und veröffentlichten klinischen *Arnica*-Studien, man nennt dies eine Metaanalyse. Die Mehrheit der Studien zeigten ähnlich wie Wilkens eigene Studie, dass *Arnica* den Heilungsverlauf bei zahlreichen Operationen verbessert, der Einsatz des homöopathischen Arzneimittels jedoch differenziert betrachtet werden muss. So führte beispielsweise die Einnahme von *Arnica* nach Kaiserschnitt oder Dammschnitt zu einer Schmerzsteigerung.

> **Das Fazit:**
> Arnika ist als homöopathisches Medikament äußerst wertvoll, muss jedoch richtig angewendet werden. Bei Operationen eignet es sich insbesondere für die Nachbehandlung, wobei vor allem ein Einfluss auf Schwellung, Blutergüsse (Hämatome) und Wundheilung erzielt wird.

Da *Arnica* nicht in allen Aspekten der Wundheilung optimal wirkt, ist nach einem operativen Eingriff in zahlreichen Fällen die Kombination mit anderen homöopathischen Arzneimitteln sinnvoll. Von besonderer Bedeutung sind hier

Johanniskraut (*Hypericum*) zur Schmerzlinderung und Beinwell (*Symphytum*), wenn Knochen und Knochenhaut durch eine Verletzung oder Operation betroffen sind. Hier bietet sich eine Gabe der Mittel im Wechsel oder die Einnahme eines Kombinationspräparates an.

Je nach betroffener Körperregion oder Operationsart können auch andere homöopathische Arzneimittel gut für die Behandlung geeignet sein.

Der vorliegende Ratgeber beschreibt zunächst die Studien der Carstens-Stiftung und zeichnet ein Bild der Heilpflanze Arnika. Dieses Heilpflanzenportrait möchte die Wirkeigenschaften von Arnika verdeutlichen und herausarbeiten, wann genau diese Pflanze im Verletzungs- oder Operationsfall angezeigt ist.

Auch Johanniskraut und Beinwell werden ausführlicher beschrieben, andere für die Behandlung nach operativen Eingriffen in Frage kommende Mittel kurz umrissen.

Bei theoretischen Informationen soll es nicht bleiben. Der Praxisteil des Ratgebers nennt die wichtigsten Operationen und gibt konkrete Empfehlungen für die homöopathische Selbstbehandlung.

Die Wundheilung

Der Aufbau der Haut

Die Haut besteht aus drei großen Schichten: Oberhaut (*Epidermis*), Lederhaut (*Dermis*) und Unterhaut (*Subcutis*). Die Oberhaut hat vor allem eine Schutzfunktion und ist in der Lage, sich permanent selbst zu erneuern. Die Oberhaut ist nicht von Blutgefäßen durchzogen.

Blutgefäße findet man in der Lederhaut, die auch Bindegewebe, Nerven und Lymphgefäße, Papillen (kleine Hauterhebungen), Haarfollikel (Haarbalg), Talgdrüsen und die Gänge von Schweißdrüsen enthält. Die Lederhaut versorgt die Oberhaut mit Nährstoffen und gibt der Haut die erforderliche Stabilität und Elastizität.

Die Unterhaut, auch als Unterhautgewebe bezeichnet, stellt die Verbindung zu dem darunter liegenden Gewebe her, ob es sich hier nun um einen Muskel, einen Knochen, um Knorpel oder ein Organ handelt. Das Unterhautgewebe enthält Fettzellen und dient als Nahrungsreserve, zur Polsterung und Wärmeisolierung. Neben den Fettzellen enthält sie zahlreiche Blutgefäße und Nerven. Bei den Blutgefäßen ist zwischen den Gefäßen, die sauerstoffreiches Blut führen (Arterien) und den Gefäßen, die sauerstoffarmes Blut führen (Venen) zu unterscheiden.

Die Schweißdrüsen reichen bis zur Unterhaut, hier sind auch die unteren Bereiche der Haarbälge, bestimmter Tastkörperchen etc. Dort, wo die Haut häufig gegen den darunter liegenden Knochen gedrückt wird, beispielsweise am Ellenbogen oder auch an der Kniescheibe, befinden sich Schleimbeutel.

> Zahlreiche homöopathische Arzneimittel haben einen Einfluss auf ganz bestimmte Gewebestrukturen im Körper: die Ringelblume (*Calendula*) auf die Oberhaut, Johanniskraut (*Hypericum*) auf die Nerven oder Beinwell (*Symphytum*) auf die Knochen.
> *Arnica* hat einen engen Bezug zu den Blutgefäßen, damit zu der Lederhaut und der Unterhaut. Insbesondere in diesen Schichten kommt es zu Blutergüssen. Der Austritt von Flüssigkeit aus dem Blut ins Gewebe bedingt Schwellungen. Beide Phänomene können von *Arnica* wirksam reduziert werden.

Schleimhaut bedeckt unsere inneren Oberflächen, sie kommt vom Mund bis zum Anus im Verdauungstrakt vor, aber auch in den Harnwegen oder im Atemtrakt, im Ohr oder als Bindehaut im Auge. Im Unterschied zur Haut verhornt Schleimhaut fast nirgends und hat auch keine Haare. Aufgebaut ist die Schleimhaut aus einer Deckschicht und darunter liegendem Bindegewebe mit zahlreichen Blut- und Lymphgefäßen und Nerven.

Im anatomischen Aufbau des Körpers befinden sich unter der Haut – je nach Lokalisation – Knochen (z. B. im Gesicht, an Gelenken wie Hüfte oder Knie), Muskeln (z. B. Arme, Beine, Rücken), Sehnen und Bänder (z. B. am Fußgelenk).

Phasen der Wundheilung

Phase 1: Entzündungsphase (Exsudation)

Die erste Phase der Wundheilung dauert etwa bis zum 3. Tag nach einer Verletzung. Zunächst wird innerhalb von einigen Stunden durch die Blutgerinnung und Schorfbildung ein vorläufiger Wundverschluss gebildet. Da durch die Verletzung Blut austritt, spricht man von der exsudativen („ausschwitzenden") Phase. Aufgrund der Verletzung herrscht „Alarmstimmung": Die feinen Blutgefäße (Kapillaren) werden durchlässiger für Zellen des Abwehrsystems: So genannte Fresszellen (Phagozyten) dringen in das Wundgebiet ein und vernichten Bakterien und abgestorbene Gewebepartikel.

Die Verletzung der Blutgefäße wird an Blutungen bis zur Oberfläche („offene" Wunden) oder im Gewebe selbst (Bluterguss, blauer Fleck) sichtbar. Die Durchlässigkeit der Blutgefäße in dieser Phase kann sich auch in einem vermehrten Austritt von Gewebsflüssigkeit zeigen, die zu einer Schwellung des betroffenen Gebietes führt.

Phase 2: Gewebsbildung (Proliferation)

Ab dem 4. Tag beginnt die Proliferation. Das bedeutet: Es bildet sich ein junges, gefäßreiches, faserarmes Bindegewebe. Vom Wundrand aus wachsen feine Blutgefäße (Kapillaren) und Bindegewebszellen in das Wundgebiet ein.

U.a. durch den Einfluss von Vitamin C entstehen neue gefäßreiche Gewebefasern, die man Granulationsgewebe nennt. Das Gewebe wird sichtbarer und fester.

Phase 3: Regeneration

Ab dem 8. Tag verfestigt sich das neu gebildete Gewebe (Granulationsgewebe) weiter, es wird zunehmend gefäßärmer und entwickelt sich zu einer „neuen Haut", die vor allem aus faserreichem Bindegewebe besteht. Das Deckgewebe bildet sich von den Wundrändern aus. Es kann zu Narbenbildung kommen, weil das Granulationsgewebe nicht den gleichen Aufbau hat wie die Lederhaut: Es enthält keine Haare, keine Talg- und Schweißdrüsen.

Wenn sich die Wundheilung verzögert, kann das unterschiedliche Gründe haben, z. B.:
- Infektionen
- Schlechte Körperabwehr
- Allgemeinerkrankungen (z. B. Diabetes mellitus)

Der Tipp aus der Wissenschaft für die Praxis: Arnika zur Wundheilung

Die Knie-OP-Studie der Carstens-Stiftung

Die unfallchirurgische Abteilung des Klinikums Kulmbach ist eine der größten im süddeutschen Raum und umfasst drei Stationen mit insgesamt 95 Betten. Pro Jahr werden ca. 3000 Operationen durchgeführt, wobei der Großteil der Operationen an Hüfte und Knie vorgenommen wird. Wegen der vorbehaltlos positiven Einstellung des ehemaligen Chefarztes der Unfallchirurgie, Dr. Hunger, zur Homöopathie und seiner Bereitschaft, diese uneingeschränkt zu fördern, ergaben sich ideale Voraussetzungen für die Durchführung von Studien zur Wirksamkeit der Homöopathie.

Da Arnika als homöopathisches Arzneimittel auf der unfallchirurgischen Station bereits routinemäßig zum Einsatz kam und gute Resultate im Schwellungsverlauf nach Operationen und bei Wundheilungsstörungen beobachtet werden konnten, bot es sich an, diesen Effekt wissenschaftlich zu untermauern.

Ziel der drei hier beschriebenen Studien war der placebokontrollierte Nachweis der Wirksamkeit und Sicherheit von Arnika in homöopathischer Zubereitung. Untersucht wurden bestimmte Aspekte der Wundheilung nach drei standardisierten Kniegelenksoperationen:

- Die einfache Arthroskopie, d. h. die Untersuchung des Gelenkinnenraumes mit einem Spezialinstrument, dem Arthroskop. Die Arthroskopie dient der Diagnose von Gelenkserkrankungen.
- Der Einsatz einer Kreuzbandplastik insbesondere nach Kreuzbandriss.
- Die sogenannte Doppelschlittenimplantation, bei der ein künstliches Kniegelenk eingepflanzt wird.

Die Daten der Studie im Einzelnen

Messparameter

In den drei Studien wurde die relative Veränderung des Knieumfangs innerhalb von 24 Stunden bei Arthroskopie, bzw. 48 Stunden bei den beiden anderen Operationen (Kreuzbandplastik und Doppelschlittenimplantation) als Hauptzielparameter definiert. Die schmerzlindernde Wirkung der Maßnahme wurde über den individuellen Schmerzmittelverbrauch erfasst; die Sicherheit der Anwendung sollte anhand des Blutbildes sowie der Meldung unerwünschter Ereignisse geprüft werden.

Studiendesign

Die Studien wurden monozentrisch, randomisiert, placebokontrolliert und doppelblind mit zwei parallelen Therapiegruppen durchgeführt: Dies bedeutet, dass an einem Studienort (= monozentrisch) gleichzeitig zwei Gruppen behandelt wurden, wobei die eine Gruppe das zu prüfende Medikament erhielt – in diesem Falle *Arnica* D30 –, die andere Gruppe ein identisch aussehendes Scheinmedikament (= Placebo). Die Ergebnisse werden anhand dieser zweiten Gruppe kontrolliert. Die Zuordnung zu den Gruppen erfolgte nach dem Zufallsprinzip (= randomisiert).

Studienverlauf

Die klinische Prüfung dauerte bei Arthroskopien drei, bei Kreuzbandplastiken neun und bei

Doppelschlittenimplantationen zwölf Tage. Sie war unterteilt in eine eintägige Vorbereitungs- oder „Run-In-Phase" vor den Operationen und eine zwei- bzw. acht- und elftägige Beobachtungsphase nach dem Eingriff. Die Gabe der zu prüfenden Arznei begann mit einer Gabe (5 Globuli) etwa zwei Stunden vor der Operation. Nach der Operation wurden zunächst 3x5 Globuli im Abstand von drei Stunden nach der Aufwachphase gegeben. Bis zur letzten vorgesehenen Untersuchung wurden 3x täglich 5 Globuli verabreicht. Nachuntersuchungen waren 24 Stunden und 48 Stunden nach dem Eingriff geplant, bei Kreuzbandplastiken zusätzlich noch nach drei, fünf und acht Tagen, bei Doppelschlittenimplantationen nach drei, fünf, acht und elf Tagen.

Die Ergebnisse

Nach der einfachen Arthroskopie kam es weder bei der Verumgruppe (*Arnica* D30) noch bei der Placebogruppe zu einer relevanten Schwellung des Knies. Anders bei den beiden anderen Operationen: So schwoll das Knie nach einer künstlichen Kniegelenks-Implantation in der Placebo-Gruppe um durchschnittlich 4,6 %; in der Verum-Gruppe, die *Arnica* erhielt, jedoch nur um 2,9 %. Auch bei der Kreuzband-Operation kam es unter Verum zu einer geringeren Schwellung: Hier schwoll der Knieumfang in der Placebo-Gruppe um 4,8 %, in der Verum-Gruppe um 3,1 %.

Im Hinblick auf die Schmerzen kam es zu ähnlichen Effekten, die Ergebnisse waren jedoch nicht statistisch signifikant. Dennoch war in allen drei Gruppen eine Tendenz zugunsten der Verum-Medikation zu beobachten.

Zusammenfassung der Ergebnisse:

In den Studien am Klinikum Kulmbach ließen sich vor allem folgende **Erfolge** der *Arnica*-Behandlung nachweisen:

– Schnellere Knieabschwellung
– Geringere Anzahl schwerer Komplikationen (gemeint sind Komplikationen, die einen erneuten Eingriff notwendig machten).

Keinen Einfluss hatte die *Arnica*-Behandlung auf folgende Effekte:

– Schmerzlinderung
– Menge an Drainage- und Punktionsflüssigkeit

Nebenwirkungen

Überraschenderweise fand sich bei den Doppelschlittenimplantationen sowohl während als auch nach der Operation eine höhere Blutungsneigung unter *Arnica*. Der Blutkonservenverbrauch war um fast das Doppelte erhöht. Damit einher ging ein signifikant erhöhtes Absinken der Blutblättchen (Thrombozyten) in der Verumgruppe am ersten Tag. Das bedeutet, dass die Blutgerinnung beeinträchtigt war.

> Da in der Studie die erste Gabe bereits vor der Operation gegeben wurde, muss aufgrund der beobachteten Phänomene von einer präoperativen Gabe von *Arnica* D30 abgeraten werden.

Johannes Wilkens: *Arnica* D30 in der Wundheilung. Ein Wirksamkeitsnachweis und sein wissenschaftliches Umfeld. KVC Verlag Essen 2003

Zwei Metaanalysen

Metaanalyse von Johannes Wilkens

Johannes Wilkens führte während seiner Tätigkeit am Klinikum Kulmbach eine sogenannte Metaanalyse von Studien zum homöopathischen Arzneimittel *Arnica* durch. Ausschlaggebend dafür waren, dass
- kaum eine Arznei in wissenschaftlichen Studien so häufig verwendet wird wie *Arnica*,
- die Arznei in der Homöopathie als äußert wirksam gilt und gut bekannt ist,
- die eigenen Studien über Knie-Operationen einen großen Erfolg des Mittels belegt hatten.

Eine Metaanalyse bedeutet, dass man vorhandene Studien, in diesem Fall klinische Studien am Patienten, untersucht und bewertet. In die Metaanalyse eingeschlossen wurden alle Arten von wissenschaftlichen Publikationen, die bis August 1998 vorlagen. Berücksichtigt wurden insgesamt 37 kontrollierte Studien, bei denen *Arnica* als Einzelmittel, in Kombination mit anderen homöopathischen Mitteln oder als Teil eines Komplexmittels verwendet wurde.

Der Großteil der Studien wurde – wie die Studie der Carstens-Stiftung – im placebokontrollierten randomisierten doppelblinden Parallelgruppendesign durchgeführt. Die Qualität der unterschiedlichen Studien streute enorm. Die Anwendungsgebiete waren:
- Wundheilung, z. B. nach Operationen
- Muskelkater oder Verletzungen
- Schlaganfall
- Als unterstützende Therapie bei Brustkrebs, bei langliegenden Infusionen und Zahnneuralgien

Bei den meisten Studien wurde *Arnica* als Einzelmittel verabreicht.
Betrachtete man die Studienergebnisse getrennt nach verschiedenen Indikationen, so waren die besten Ergebnisse im Hinblick auf die **Wundheilung nach Operationen** zu erkennen; ebenso schien *Arnica* bei Verletzungen jeglicher Art günstig zu sein.

* * *

Zusammengefasst lässt sich aus den klinischen Studienergebnissen zum Einsatz von homöopathisch potenzierter *Arnica* das Folgende recht klar herauslesen:

- Eine Wirksamkeit von *Arnica* findet sich bei hohen wie bei tiefen Potenzen.
- Die Mehrheit der positiv ausgefallenen Studien hatte sich die Wirksamkeit bei Schwellungszuständen im postoperativen Verlauf als Zielkriterium gewählt.
- *Arnica* lässt sich gut mit anderen Mitteln kombinieren und führt zu den besten Ergebnissen in Bauchchirurgie, Gynäkologie und Orthopädie.
- *Arnica*-Gaben überzeugen im zahnärztlichen Bereich (Zahnextraktionen) in Kombination mit Johanniskraut (*Hypericum*). Zu häufige Dosierungen führen allerdings zu Schwellungen im Wundgebiet, besonders bei der Wiederholung einer Hochpotenz (C200).

> **!** *Arnica* als einziges Mittel nach Geburt oder Gebärmutterentfernung erbringt keine guten Resultate. Die *Arnica*-Medikation ist hier für den Routineeinsatz nicht sinnvoll und kann sogar den Schmerz erhöhen.
>
> *Arnica* scheint nur eine sehr geringe schmerzlindernde Wirkung als Monopräparat (ausschließlicher Wirkstoff) zu entfalten. Es konnte sogar eine schmerzsteigernde Wirkung (in höherer Potenzierung) beobachtet werden.

Metaanalyse der Carstens-Stiftung

Zwei Wissenschaftler der Carstens-Stiftung, Rainer Lüdtke und Daniela Hacke, führten 2005 eine weitere Metaanalyse von klinischen Studien mit *Arnica montana* als homöopathischem Arzneimittel durch. Dieser Analyse lagen alle 49 kontrollierten Studien zugrunde, die vor Juli 2005 veröffentlicht worden waren.

Teilanalysen konnten zeigen, dass keine Wirkung bei der Behandlung oder der Vorbeugung des Muskelkaters zu erwarten ist. Bei Zahnextraktionen ist die Datenlage unklar.

Die Erfolge bei Operationen und stumpfen Verletzungen (Traumen) waren überzeugend. Insbesondere das homöopathische Präparat Traumeel, welches *Arnica* mit zahlreichen anderen Arzneimitteln kombiniert, schnitt hervorragend ab. Generell waren Komplexmittel und Kombinationen erfolgreicher als *Arnica*-Einzelmittel.

Unterschiede zwischen verschiedenen Potenzen oder Anwendungsformen konnten die Autoren nicht herausarbeiten.

Die Homöopathie

Homöopathie und Pflanzenheilkunde

Arnika wird in der Pflanzenheilkunde (als Tinktur) und in der Homöopathie für die Wundheilung eingesetzt. Dies gilt auch für andere wichtige Arzneimittel, die für die Behandlung von Wunden und Operationen von Bedeutung sind: So wird Beinwell (*Symphytum*) homöopathisch oder als Salbe (Kytta F) eingesetzt, Johanniskraut (*Hypericum*) homöopathisch oder äußerlich als Öl („Rotöl").

Die Homöopathie ist ein eigenes Therapiesystem, welches Arzneimittel *je nach vorherrschender Symptomatik*, d. h. nach Krankheitszeichen beim Patienten, auswählt und nach ganz bestimmten Grundsätzen vorgeht. Diese weichen von einer pflanzenheilkundlichen, also an den Inhaltsstoffen einer Pflanze orientierten Anwendung ab.

Das heißt: Arnika wird in der Pflanzenheikunde wegen der Inhaltsstoffe eingesetzt. Die Verabreichung in der Homöopathie leitet sich aus anderen Grundprinzipien ab, wie im Folgenden erklärt wird.

Grundprinzipien der Homöopathie

Die Grundregel der Homöopathie, die so genannte **Ähnlichkeitsregel**, wurde von dem Apotheker, Chemiker und Arzt Samuel Hahnemann formuliert. Sie lautet: *„Similia similibus curentur* – Ähnliches möge durch Ähnliches behandelt werden."* Dies bedeutet, dass im Krankheitsfall Arzneimittel eingesetzt werden, die beim Gesunden ähnliche Beschwerden oder Auffälligkeiten hervorrufen.

Für die Wahl des richtigen Arzneimittels muss man also zunächst wissen, welche Symptome eine Arznei bei einem Gesunden hervorruft. In der Homöopathie heißt das **Arzneimittelprüfung am Gesunden**. Gesunde Versuchspersonen nehmen kleine Gaben einer bestimmten Substanz ein und beobachten und protokollieren körperliche, seelische und geistige Veränderungen. Diese Beobachtungen werden systematisiert und als **Arzneimittelbilder** in Büchern (Materia medica) zusammengefasst. Besonders charakteristische Symptome, die für den Einsatz eines Mittels sprechen, werden dabei als **Leitsymptome** bezeichnet.

Im Krankheitsfall werden die herausragenden Beschwerden (Symptome) erhoben und nachfolgend ermittelt, welches Arzneimittel den Symptomen des kranken Menschen am ähnlichsten ist.

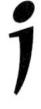 Die weiter unten beschriebenen Vergiftungserscheinungen, die durch Arnika hervorgerufen werden, stellen quasi eine Arzneimittelprüfung dar. Sie liefern Hinweise für den Einsatz des Mittels.

Nicht nur die objektiv wahrnehmbaren Krankheitssymptome weisen den Weg zur passenden Arznei. In der Homöopathie spielen auch subjektive Empfindungen des Patienten eine große Rolle. Bei der homöopathischen Arzneimittelfindung fragt man auch, wann und wie sich Beschwerden verbessern oder verschlechtern (Modalitäten).

Im Falle von *Arnica* kann beispielsweise beobachtet werden, dass der *Arnica*-Patient ärztliche Hilfe ablehnt, in Ruhe gelassen und nicht berührt werden will.

Potenzierung

Neben der Ähnlichkeitsregel ist das Herstellungsverfahren der Arzneien ein wesentliches

Kennzeichen der Homöopathie: Um Nebenwirkungen zu mindern und die Heilkraft zu steigern, entwickelte Samuel Hahnemann eine eigene Verarbeitungsform: die so genannte Dynamisierung oder **Potenzierung**. Dafür wird der eigentliche Arzneistoff mit einem Trägermittel (Milchzucker, Alkohol, Wasser) stufenweise verarbeitet. Jede Stufe wird nach einem bestimmten Schema verschüttelt oder verrieben, bevor man sie weiter verarbeitet.

Die Potenzen der D-Reihe (Dezimalpotenzen) werden in Zehnerschritten, die Potenzen der C-Reihe (Centesimalpotenzen) in Hunderterschritten verarbeitet. In der hier vorgestellten Studie wurden unterschiedliche Potenzen verabreicht, beispielsweise die D3, D4, D6 oder D30. Eine D3 bedeutet, dass die Ausgangssubstanz dreimal im Verhältnis 1:10 (1 Teil Ausgangssubstanz, 9 Teile Lösungsmittel) verarbeitet wurde, die D30 entsprechend 30 mal im Verhältnis 1:10. Eine C30 Potenz stellt eine Arznei dar, bei der die Ausgangssubstanz in 30 Schritten im Verhältnis 1:100 (1 Teil Ausgangssubstanz, 99 Teile Lösungsmittel) verarbeitet wurde.

Darreichungsformen

Homöopathische Arzneimittel werden als Tropfen, Verreibungen, Tabletten, Streukügelchen und Injektionslösung angeboten. Für die Selbstbehandlung eignen sich Tropfen, Tabletten und Streukügelchen (Globuli).

Darreichungsform	Fachbezeichnung	Abkürzung
Tropfen, Flüssigkeit	Dilutio	Dil.
Tablette	Tabuletta	Tabl.
Streukügelchen	Globuli	Glob.

Die Arzneimittel werden in Einzelgaben („homöopathische Gabe") verabreicht, je nach Darreichungsform in folgenden Mengen:

Darreichungsform	Menge
Dil.	5 Tropfen
Tabl.	1 Tablette
Globuli	3–5 Streukügelchen

Buchempfehlungen

Matthias Wischner: Was ist Homöopathie? Fragen und Antworten zur Einführung. Essen: KVC Verlag

Matthias Wischner: Kleine Geschichte der Homöopathie. Essen: KVC Verlag

Christian Lucae: Grundbegriffe der Homöopathie. Ein Wegweiser für Einsteiger. Essen: KVC Verlag

Allgemeine Hinweise zur Einnahme von Homöopathika

- Es wird empfohlen, die Medikamente von einem Plastik- oder Porzellanlöffel einzunehmen.
- Da die Wirkstoffe der Arzneien über die Mundschleimhaut aufgenommen werden, sollte man sie möglichst lange im Mund behalten und nicht gleich herunterschlucken. Alkoholhaltige Tropfen können mit etwas Wasser vermischt eingenommen werden.
- Nehmen Sie eine viertel Stunde vor und nach der Arzneimitteleinnahme nichts in den Mund.
- Bewahren Sie die Arzneimittel vor Licht und Hitze geschützt auf.

Viele homöopathische Ärzte gehen davon aus, dass bestimmte Stoffe die Wirkung der homöopathischen Arzneien beeinträchtigen oder verhindern (antidotieren) können.
Daher empfehlen sie ihren Patienten, auf koffeinhaltige Getränke (z. B. Kaffee, Coca Cola), auf Pfefferminz- und Kamillentee zu verzichten. Ebenso raten sie, Präparate, die Kampfer, Menthol oder andere ätherische Öle enthalten (z. B. Erkältungsbäder, Hustenbalsam, Kaugummis, mentholhaltige Zahnpasta) zu vermeiden.

- Sie können alle Arzneimittel, die Ihnen in anderem Zusammenhang zur Einnahme verschrieben sind, weiter einnehmen, ihre Wirkung wird durch die Homöopathika nicht beeinträchtigt.

Arnika (Bergwohlverleih)

Namen

Lateinisch wird die Arnika als *Arnica montana* bezeichnet. Der Artname *montana* weist auf die Berge hin, die Heimat der Pflanze. Landläufig heißt sie auch „Bergwohlverleih", was aber weniger mit dem leiblichen „Wohl" als mit der auch als Wolf bezeichneten Erkrankung *Intertrigo perinealis* zu tun hat, vor der die Arnika schützt.

Botanik

Die immer leicht „zerzaust" wirkende Arnika wächst auf trockenen Moor- und Waldwiesen, auf Triften und Kiefernschlägen, in Gebirgs- und Heidegegenden, auf ungedüngtem, kalkarmem Boden. Die wichtigsten Merkmale sind:
- Blattrosette am Boden
- Blätter länglich, meist fünfnervig, dicht kurzhaarig
- Stängel 20–50 cm hoch, drüsig behaart
- 1–2 Blattpaare am Stängel
- meist nur eine Blüte

– Die Blüte besteht aus zahlreichen Einzelblüten. Die Blüten in der Mitte sind so genannte Röhrenblüten, da sie röhrenförmig gebaut sind. Die äußeren Blütenblätter sind zungenförmig, bräunlich-gelb, meist mit drei kleinen Zähnchen am äußeren Blütenrand.

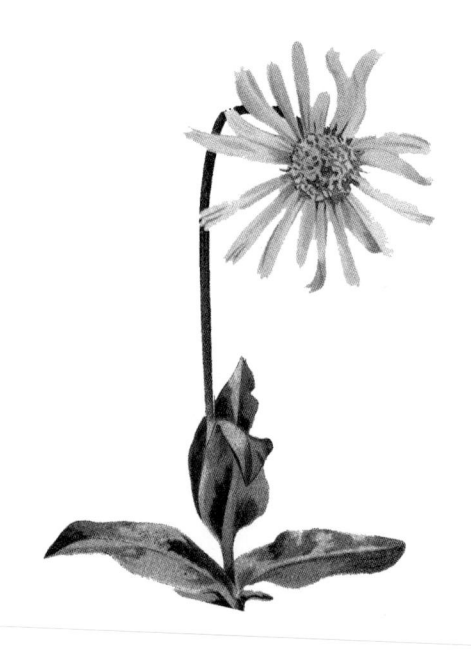

Arnika (Bergwohlverleih, Arnica montana)

Die Bergbauern übrigens sehen die Arnika nicht gerne. Wird sie vom Vieh gefressen, kann sie blutigen Urin verursachen.

> **!** Die Arnika steht unter Naturschutz! Sie darf nicht gepflückt werden!

Traditionelle Anwendung in der Pflanzenheilkunde

Arnika steigert deutlich die Wärme des Blutes, was einen starken tonisierenden Reiz auf den Gefäßtonus und das blutbewegende System darstellt. (Friedemann Garvelmann)

Arnika wird erstaunlicherweise noch nicht sehr lange in der Heilkunst verwendet. In den Kräuterbüchern der Antike fehlt sie gänzlich, weder Hippokrates noch Plinius erwähnen sie, selbst Paracelsus und Bock kennen sie nicht. Die erste Erwähnung der Pflanze unter dem Namen *arnich* findet sich bei Matthaeus Sylvaticus im 14. Jahrhundert. Tabernaemontanus rät um 1613 zur Verwendung der Arnika bei Verletzungen:

Bey den Sachsen braucht es das gemeine Volck
denen so hoch hinunter gefallen
oder so sich sonst etwa mit Arbeyt verletzt haben:
Nement ein Handt voll
sieden es in Bier
drincken des Morgents einen Trunck warm davon
decken sich zu
und schwitzen: Wo sie sich dann verletzt haben
empfinden sie an dem verletzten Ort großen
Schmertzen
auff zwo oder drey Stundt
und werden also kuriert.

Das Zitat schildert die innere Anwendung von Arnika, wobei die Pflanze in Bier gekocht wird – Heilweine und Biere stellten in der traditionellen Heilkunde eine sehr verbreitete Art der Anwendung dar. Offenbar konnte durch die Einnahme zunächst eine Verschlimmerung beobachtet werden, der eine Besserung der Beschwerden folgte – eine auch in der Homöopathie häufig beobachtete Abfolge, die mit dem Begriff „Erstverschlimmerung" beschrieben wird.

Hahnemann nennt als den ersten offiziellen Anwender von Arnika den Arzt Fehr, der sie in allen Fällen einsetzte,

wo man sich weh getan
gefallen
verrenkt
verstauchet hat.

Die volkstümlichen Bezeichnungen der Arnika als Stichkraut, Fallkraut, Kraftwurz usw. weisen ebenfalls auf die Verwendung als Verletzungs- und Unfallpflanze hin. Auch heute gelten Verletzungen und Unfälle als Hauptanwendungsgebiete der Pflanze.

Doch es gibt in der Medizingeschichte auch andere Anwendungsbeispiele, z. B. bei Fieber (H. J Collin im 18. Jahrhundert), Herzklopfen und Schwindel (Weinmann, 1737), außerdem bei Schwäche sowie zur Behandlung von Kreislauf- und Gefäßerkrankungen.

Auf den Einsatz von Arnika bei Blutergüssen weist v. Haller im medizinischen Lexikon von 1755 hin. Er verwendet ihr Kraut, um geronnenes Blut im Körper „sicher und zuverlässig" zu zerteilen.

Eine treffende Zusammenfassung über den Einsatz der Pflanze stammt von Gerhard Madaus (Lehrbuch der biologischen Heilmittel):

Arnika übt einen starken Einfluß auf das venöse und arterielle Blutgefäßsystem aus.

und:

Wichtig ist Arnika ferner bei allen Erscheinungen, die durch Trägheit und Stauungen im Blutkreislauf hervorgerufen werden.

Ein großer Verehrer der Arnika war Johann Wolfgang von Goethe, der regelmäßig Arnika-Tee gegen Herzkrämpfe zu sich nahm. Eine Zubereitung aus Arnika war auch die letzte Arznei, die der Hofarzt Dr. Vogel am 22. März dem sterbenden Dichter reichte.

Moderne Pharmakologie

Die moderne Wissenschaft unterscheidet eine Reihe von wirksamen **Inhaltsstoffen** von Arnika: Sie heißen Sesquiterpenlactone, Flavonoide, Thymol, Phenolcarbonsäuren und Cumarine. Sesquiterpenlactone sind bitter, sie wirken Allergie auslösend. Flavonoide sind für die gefäßabdichtende und blutstillende, abschwellende (antiödematöse), hämatomauflösende, wundheilungsfördernde und den Lymphfluss verbessernde Wirkung verantwortlich. Thymol ist ein ätherisches Öl, das ursprünglich im Thymian entdeckt wurde und ausgesprochen antibakteriell wirkt. Cumarine schließlich wirken blutverdünnend.

Der Arnika werden eine entzündungswidrige, bei Entzündungen schmerzlindernde, antibakterielle, pilzhemmende, durchblutungsfördernde wie auch haut- und schleimhautreizende **Wirkung** zugeschrieben.

Die innere Einnahme von Arnika kann – beim Weidevieh oder beim Menschen – zu massiven **Vergiftungserscheinungen** führen. Dazu zählen Schwindel, Herzklopfen, Herzrhythmusstörungen, Blutungen, Durchfall und Kollaps, außerdem Schläfrigkeit, Kopfweh und allgemeine Kälte des Körpers. Die intravenöse Injektion führt zu einer Steigerung der Herztätigkeit und Blutdruckerhöhung, später zu Rückgang der Herztätigkeit und Atemlähmung. In den Magen gebrachte Aufgüsse aus Arnika verursachen eine Auftreibung des Magens, Schmerzen, Ekelgefühle und Durchfall (Madaus 1987). Äußerlich kann es zu Vergiftungen durch unverdünnte oder ungenügend verdünnte Tinktur kommen, die zu starken Hautentzündungen, Blasen und sogar Geschwürsbildung führen können. Von den ca. 50 Publikationen zu Arnika, die seit 1966 über die medizinische Literaturdatenbank Medline registriert sind, behandelt ein Drittel die hautreizenden Eigenschaften.

Heute werden als **Anwendungsbereiche** in der offiziellen Beschreibung der Pflanze genannt:

- Verletzungs- und Unfallfolgen, z. B. Bluterguss, Prellung, Quetschung, Verstauchung, Frakturödem (Wasseransammlung bei Brüchen)
- Rheumatische Muskel- und Gelenkbeschwerden
- Entzündungen der Mund- und Rachenschleimhaut
- Furunkulose
- Entzündungen als Folge von Insektenstichen

Dabei handelt es sich stets nur um die äußere Anwendung. Die innere Anwendung der Arnika als Bestandteil von Teemischungen oder Tinkturen ist erfahrenen Therapeuten vorbehalten.

Anwendungshinweise von Arnika als Tinktur (äußerlich):
- ✓ Keine Anwendung auf offenen Wunden.
- ✓ Keine Anwendung bei vorgeschädigter Haut.

- ✓ Bei längerer Anwendung Gefahr von Ekzemen.
- ✓ Bei hochkonzentrierter Anwendung Gefahr von Bläschenbildung bis hin zu Gewebstod.
- ✓ Auf gute Qualität der Droge achten (gute Apotheke, die auf Heilpflanzen spezialisiert ist). Blätter und Wurzel werden gerne von Parasiten befallen.
- ✓ Bei Allergieneigung kleinen Test in Ellenbogenbeuge auf allergische Reaktion durchführen.

Anwendung bei stumpfen Verletzungen:
Für eine Kompresse oder Umschläge 2 TL Tinktur mit ½ Liter abgekochtem, lauwarmen Wasser verdünnen (1 TL auf 1 große Tasse), Kompresse eintauchen, gut ausdrücken, glatt und faltenfrei anlegen und mit einem Wolltuch umwickeln. Die Kompresse sollte ständig feucht bleiben. Zur Weiterbehandlung eignet sich Arnikasalbe.

Arnika in der Homöopathie

Arnica montana ist in der Homöopathie das wichtigste Unfallmedikament, auch wenn die **Verletzungen** schon Jahre zurück liegen. Es hilft vor allem bei Blutergüssen und Neigung hilft vor allem bei Blutergüssen und Neigung zu blauen Flecken, Verletzungen nach stumpfer Gewalteinwirkung, bei Verstauchungen, Prellungen, Zerrungen, Verrenkungen, Muskelverletzungen nach Überanstrengung und nach orthopädischen Operationen.

Anwendungsgebiete sind darüber hinaus **Herz-Kreislaufbeschwerden**, z. B. Bluthochdruck, Herzbeschwerden, Schwindel, Durchblutungsstörungen des Gehirns, Blutandrang zum Kopf. Typisch ist ein roter Kopf, während der Körper und die Glieder kühl oder kalt sind.

> ❗ Herz-Kreislaufbeschwerden gehören in ärztliche Behandlung!

Die Arzneimittelprüfungen mit *Arnica* konnten einige **psychische Symptome** beobachten, die in der Prüfung auftreten bzw. die auf das Mittel im Krankheitsfall hinweisen. Charakteristisch für *Arnica* sind die Schmerzempfindlichkeit des Betroffenen, der Angst hat, berührt zu werden. Typisch ist zudem – nach einem Unfall oder einem anderen Ereignis – eine starke Gleichgültigkeit, Ängstlichkeit, Vergesslichkeit, geradezu ein Betäubungszustand des Kranken. Er sagt, mit ihm sei alles in Ordnung, es fehle ihm nichts, er will nicht zum Arzt gehen, ist eigensinnig und will in Ruhe gelassen werden. Die Beschwerden verschlechtern sich durch die geringste Berührung und Bewegung, sie verbessern sich durch Kühlen.

Die wichtigsten Merkmale, die auf eine Verordnung von *Arnica* in homöopathischer Zubereitung verweisen:

- Gewebeeinblutungen nach Verletzungen
- Frische Weichteilverletzungen
- Blutergüsse, auch tiefer liegende und große Blutergüsse
- Schmerzhafte Blutergüsse
- Blutungsneigung
- Gehirnerschütterung
- Berührungsempfindlichkeit
- Frische Muskelverletzungen
- Muskelschmerz

> Wer allergisch auf Arnika reagiert, sollte auch mit Tiefpotenzen (D4, D6) zurückhaltend sein!
> Hier kann es ebenfalls zu allergischen Reaktionen kommen.

Johanniskraut und Beinwell

Die Studie der Carstens-Stiftung zeigte: *Arnica montana* hat einen besonders günstigen Effekt auf die Schwellung. Die beiden wichtigsten Arzneimittel neben *Arnica* sind Johanniskraut (*Hypericum*) und Beinwell (*Symphytum*).

Johanniskraut

Johanniskraut (*Hypericum perforatum*) ist eine buschige, etwa 60 cm hohe, gelbblühende Pflanze. Die Hauptinhaltsstoffe sind Hyperforin und Hypericin.

Traditionell wurde das Johanniskraut zum einen als Wundkraut, zum anderen zur Austreibung von Hexen und Geistern verwendet – als Schutz vor den bösen Mächten der dunklen Jahreszeit. Diese Pflanze, die blüht, wenn die Sonne im Sommer am höchsten steht, bringt Licht in das Dunkel der Seele. Sie ist ein Antidepressivum, das über eine Verbesserung der Lichtausbeute gerade in den Wintermonaten den Hormonhaushalt anregt und die Stimmung hebt. Neben der antidepressiven Wirkung tritt durch

Johanniskrautpräparate gleichzeitig ein beruhigender und schlaffördernder Effekt ein.

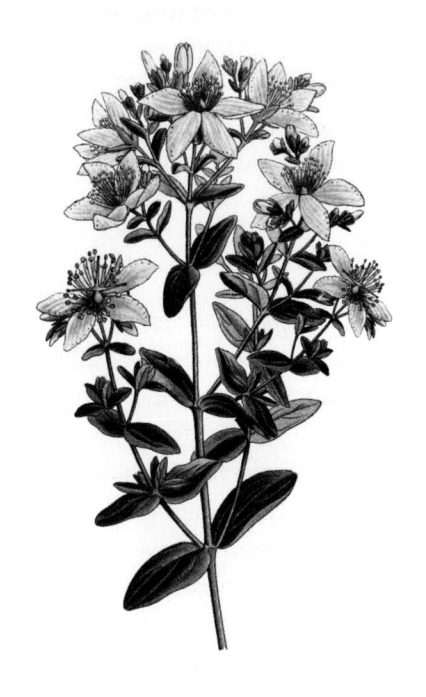

Joahnniskraut (Hypericum perforatum)

Maria Treben, eine Vertreterin der Volksheilkunde, beschreibt Johanniskraut als „Arnika der Nerven" und rät zu Johanniskrauttee innerlich bei Nervenverletzungen und nervösen Beschwerden, bei Stoßverletzungen und Folgen von Überheben.

Sebastian Kneipp lobt das Johanniskraut als Brandöl: „Es fördert die Wundheilung und dient bei Einreibungsmittel bei Quetschungen und gichtisch-rheumatischen Veränderungen."

Boericke, bedeutsamer homöopathischer Autor, schreibt über das Johanniskraut:

> *Das große Mittel für Nervenverletzungen, besonders an Fingern, Zehen und Nägeln. Quetschung der Finger, besonders der Spitzen. Übermäßige Schmerzhaftigkeit ist ein Leitsymptom für die Anwendung dieses Mittels. Stichwunden. Lindert den Schmerz nach Operationen.*

Die Wirkrichtung ist also deutlich und immer mit einer Beteiligung der Nerven verbunden. Dazu gehören:

- Wunden und Schnittwunden in nervenreichen Geweben, in Fingern, Lippen, Zehen
- Durchtrennung von Nerven
- Starke Berührungsempfindlichkeit im Wundgebiet
- Gehirnerschütterung (als Folgemittel nach *Arnica*)
- Kopfschmerzen nach Unfällen

- Nervenverletzungen durch Quetschungen. Dies kann auch bei zu starkem Bandagieren von Gliedmaßen auftreten

i *Hypericum* wird sehr häufig im Wechsel mit *Arnica* verabreicht.

Beinwell

Der Beinwell (*Symphytum officinale*) ist eine bis zu einem Meter hoch wachsende Pflanze mit rot-violetten, manchmal auch weißen, glockenförmigen Blüten. Die Blätter sind länglich und rauh behaart.

In seiner Wurzel enthält der Beinwell den Wirkstoff Allantoin, daneben den Schleimstoff Inulin, Kieselsäure und Vitamin B12. Allantoin ist quasi ein Wachstumshormon, da es die Zellteilung anregt und insbesondere die Knochenbildung fördert.

Die Anwendung der Pflanze bei Knochenverletzungen zeigt sich bereits in der Namensgebung: „Bein" ist die mittelalterliche Bezeichnung für „Knochen", die Bezeichnung *Symphytum* stammt vom griechischen Wort für

„zusammenwachsen". Beinwell wird in der Pflanzenheilkunde äußerlich zur Behandlung von Wirbelsäulenerkrankungen oder Rückenschmerzen eingesetzt (Kytta f-Salbe).

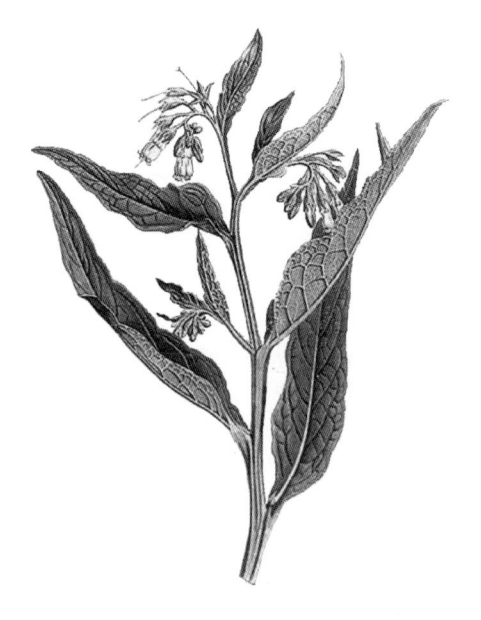

Beinwell (Symphytum officinale)

Traditionell wird die Beinwellwurzel als Reparationspflanze eingesetzt, in der Wundbehandlung auch gerne in Kombination mit anderen

Pflanzen. Schwerpunkt der Beinwell-Therapie lag auch früher schon in der Verletzung von Knochen, bei Brüchen oder Rissen. Beinwell regt die so genannte Kallusbildung an, d.h. die Bildung von neuem, jungem Knochengewebe an den Bruchstellen. Auch bei anderen Verletzungen von Knochen und umgebenden Strukturen – z. B. Bändern, Knorpel, Schleimbeuteln – kam *Symphytum* zum Einsatz, ebenso wie bei Gelenkschwäche und Bandscheibenerkrankungen.

Die innerliche Anwendung von Beinwell, wie sie in der traditionellen Medizin üblich war und auch heute noch in Form von individuellen Teegemischen gehandhabt wird, wird von der modernen Pflanzenheilkunde abgelehnt, da bestimmte Sorten der Pflanze nach Herkunft und Anbau geringe Mengen bis Spuren bestimmter Substanzen enthalten (Pyrrolizidinalkaloide), denen eine krebserregende Wirkung zugeschrieben wird.

Daher bescheinigt die zuständige Arzneimittelkomission dem Beinwell lediglich eine Empfehlung für die äußere Anwendung bei Prellungen, Zerrungen und Verstauchungen und schränkt die Anwendung auf einen Zeitraum von 4–6 Wochen ein.

Dieses Problem – dass es bei einer innerlichen Anwendung von Beinwell Nebenwirkungen geben kann – wird durch die homöopathische Verabreichung hervorragend gelöst. Wie weiter oben für die Arnika beschrieben, werden durch die homöopathische Aufbereitung giftige Substanzen stark verdünnt und schädliche Wirkungen somit vermieden. Der Heileffekt wird jedoch erhalten oder sogar verstärkt.

Homöopathisch kommt *Symphytum* üblicherweise zur Förderung der Knochenbildung zur Anwendung. Außerdem bei folgenden Beschwerden:

- Verletzung der Knochenhaut
- Stechender Schmerz und Wundheit der Knochenhaut
- Schlecht heilende Knochenbrüche
- Reizbarer Amputationsstumpf
- Sehr schmerzhafte Brüche
- Kopfschmerzen, die am Nasenbein hinabziehen
- Kopfschmerzen die zwischen Hinterkopf, Scheitel und Stirn wechseln
- Entzündung des Unterkieferknochens mit harter, roter Schwellung
- Schmerz im Auge nach einem Schlag mit einem stumpfen Gegenstand

> *Symphytum* wird bei Operationen der Nase und der Nasenscheidewand mit großem Erfolg eingesetzt.

Arnica, Hypericum und *Symphytum* im Vergleich

Arnica wird im Praxisteil dieses Ratgebers immer dann empfohlen, wenn es zu Schwellungen kommt, zu Blutergüssen und zu Verletzungen der Weichteile. Dazu zählen Hüft-OP, Kreuzband-OP am Knie, Verödung von Krampfadern, Zahnextraktionen und alle durch Operationen entstandenen Blutergüsse. Hinzu kommen natürlich alle Operationen, bei denen es im Vorfeld aufgrund eines Unfalls zu einer Weichteilverletzung, einem Bluterguss oder einer Schwellung gekommen ist.

Symphytum wird im Praxisteil immer dann empfohlen, wenn Knochen und die den Knochen umgebende Knochenhaut betroffen sind oder wenn ein Knochen neu zusammen wachsen muss. Dies ist der Fall bei Hüft- oder Oberschenkel-OP, bei Zahnextraktionen und allen Operationen im Gesicht, wo Knochen, Knochenhaut und Knorpel unmittelbar unter der Haut liegen und verletzt werden.

Hypericum wird im Praxisteil bei denjenigen Operationen empfohlen, die zu einer Nervenverletzung führen bzw. bei Operationen, die an nervenreichem Gewebe durchgeführt werden, so z. B. an Zähnen, Fingern oder Zehen.

Tabelle 1: *Arnica, Hypericum* und *Symphytum* im Vergleich

Mittel	Arnica	Hypericum	Symphytum
Hergestellt aus	Bergwohlverleih (*Arnica montana*)	Johanniskraut (*Hypericum perforatum*)	Beinwell (*Symphytum officinale*)
Bezug zu	Blutgefäße	Nerven	Knochen, Knochenhaut
Bezug zu OP	Weichteilschwellung	- Nervenschmerz - Nervenreiches Gewebe betroffen (z. B. Finger, Steißbein, Zähne)	- Oberflächennahe Knochen (Gesicht) betroffen - Knochenbruch
Weitere Merkmale	- Gewebeeinblutungen nach Verletzungen - Frische Weichteilverletzungen - Blutende, schmerzende Verletzungen	- Wunden in nervenreichen Geweben, in Fingern, Lippen, Zehen - Durchtrennung von Nerven - Schnittwunden in nervenreichen Geweben	- Verletzung der Knochenhaut - Stechender Schmerz und Wundheit der Knochenhaut - Schlecht heilende Knochenbrüche

Mittel	Arnica	Hypericum	Symphytum
	- Blutergüsse, auch tieferliegende und große Blutergüsse - Schmerzhafte Blutergüsse - Blutungsneigung - Gehirnerschütterung - Berührungsempfindlichkeit - Frische Muskelverletzungen - Muskelschmerz	- Starke Berührungsempfindlichkeit im Wundgebiet - Gehirnerschütterung (als Folgemittel nach *Arnica*) - Kopfschmerzen nach Unfällen - Nervenverletzungen durch Quetschungen; dies kann auch bei zu starkem Bandagieren von Gliedmaßen auftreten.	- Reizbarer Amputationsstumpf - Sehr schmerzhafte Brüche - Kopfschmerzen, die am Nasenbein hinabziehen - Kopfschmerzen die zwischen Hinterkopf, Scheitel und Stirn wechseln - Entzündung des Unterkieferknochens mit harter, roter Schwellung - Schmerz im Auge nach einem Schlag mit einem stumpfen Gegenstand

Kombinationsmittel

Es gibt verschiedene Kombinations- oder Komplexmittel, die die drei Mittel *Arnica*, *Hypericum* und *Symphytum* enthalten. Gerade für Laien bieten sich diese Mittel, die sich in der Praxis vielfach bewährt haben, zur Anwendung an. Sie sind zwar nicht ganz so spezifisch auf das individuelle Krankheitsgeschehen „zugeschnitten", decken aber zahlreiche Beschwerden ab. Auch überzeugte Vertreter einer Einzelmittelhomöopathie konnten beobachten, dass gerade beim Wundgeschehen derartige Kombinationsmittel einen guten Dienst leisten, da es sich hier eben auch um einen Prozess handelt, der in verschiedenen Phasen abläuft und zumeist mehrere Gewebestrukturen betrifft. Zwei Kombinationsmitteln sollen hier stellvertretend genannt werden:

- **Sympyhtum similiaplex® (Pascoe)**

  Das Kombinationsmittel Sympyhtum similiaplex enthält drei homöopathische Einzelmittel und zwei Urtinkturen: *Symphytum* D3, *Arnica* D3, *Hypericum* D2, *Calendula* Ø und *Sanicula europaea* Ø.

  Anwendung: für 3–5 Tage nach der OP 3x täglich 5 Tropfen.

– **Traumeel® (Heel)**
Das Kombinationsmittel Traumeel enthält 14 homöopathische Einzelmittel:
Echinacea angustifolia D2, *Mercurius solubilis Hahnemanni* D8, *Achillea millefolium* D3, *Hepar sulfuris* D8, *Hypericum perforatum* D2, *Symphytum* D8, *Echinacea purpurea* D2, *Bellis perennis* D2, *Aconitum napellus* D3, *Chamomilla recutita* D3, *Calendula officinalis* D2, *Arnica montana* D2, *Atropa belladonna* D4, *Hamamelis virginiana* D2.
Anwendung gemäß Packungsbeilage.

> Es gibt diverse Studien über die Anwendung von Traumeel als Salbenverband bei Sportverletzungen (Prellungen, Verstauchungen, Verrenkungen etc.), die dem Kombinationspräparat eine deutliche Verbesserung im Hinblick auf die Gelenkbeweglichkeit, Rückgang des Bewegungsschmerzes, Zunahme der Muskelkraft, Zeitdauer bis zur Wiederaufnahme des Trainings bescheinigen (z. B. Zelle et al. 1988, Böhmer 1992).
> Die (ärztlich durchgeführte) Behandlung von frischen Blutergüssen der Kniegelenke mit Traumeel N Injektionslösung führte bereits nach einer einzigen Behandlung zu einer deutlichen Verbesserung der Beweglichkeit, einer Abnahme von Gelenkumfang und Schmerz.
> (Thiel und Borho 1991)

Weitere homöopathische Arzneimittel

Neben *Arnica*, *Symphytum* und *Hypericum* werden bei Operationen noch eine Reihe von anderen Arzneimitteln eingesetzt.

Aesculus

Aesculus, die Rosskastanie, übrigens der Baum des Jahres 2005, ist eine bekannte Heilpflanze zur Behandlung von Venenerkrankungen. Die Wirkstoffe in der Rosskastanie, v.a. der nach ihr benannte Wirkstoff Aescin, hemmt Durchlässigkeit und Flüssigkeitsaustritt aus den Blutgefäßen und wirkt dadurch abschwellend. Rosskastanienextrakt wird äußerlich in Form von Salben und Gels eingesetzt, innerlich als Tabletten und Kapseln. Bei innerlicher Einnahme kann es wegen der wirksamen Inhaltsstoffe zu Magen-Darm-Beschwerden kommen.
Die Homöopathie umgeht das Problem der Unverträglichkeit durch die charakteristische Verarbeitung. Die Wirkstoffe werden stark verdünnt und dadurch Nebenwirkungen reduziert.

Aesculus wird auch in der Homöopathie bei Venenerkrankungen eingesetzt, und zwar vor allem bei einer venösen Stauung im Beckenbereich. Hämorrhoiden können ein Zeichen dieser Stauung sein.

Bellis perennis

Bellis perennis, das Gänseblümchen, hat einen festen Platz in der traditionellen Pflanzenheilkunde. Es enthält Bitterstoffe und ätherische Öle und wird gegen Husten und zur Verbesserung der Haut bei Ekzemen oder eitrigen Prozessen eingesetzt, ebenso als Heilpflanze bei blutenden Wunden.

In der Homöopathie wird die Wirkung *Arnica*-ähnlich beschrieben, auf die Verordnung weist ein Abgeschlagenheits- und Wundheitsgefühl des Patienten hin. *Bellis perennis* gilt als besonderes „Frauenmittel", so dass operative Eingriffe der Gebärmutter prädestiniert für einen Einsatz des Mittels sind.

Borago

Borago, der Borretsch, gehört der gleichen Pflanzenfamilie an wie der Beinwell (*Symphytum*), der in diesem Ratgeber auch mehrfach genannt wird: den Rauhblattgewächsen. Nach Erfahrungen in der Klinik hat sich Borage besonders bei Venenerkrankungen von korpulenteren Frauen bewährt.

Calendula

Calendula, die Ringelblume, kann als die „sanfte kleine Schwester" der *Arnica* bezeichnet werden. Ihre Wirkstoffe sind so sanft, dass sie in zahlreichen Pflegeprodukten für die sanfte Babyhaut enthalten ist. Calendula wird in der Pflanzenheilkunde in Form von verdünnter Tinktur zum Auswaschen von offenen Wunden verwendet, als Auflage für offene Wunden und als Salbe. Mit Ringelblumentinktur kann man den Mundraum spülen, wenn es hier zu offenen, auch blutenden Wunden kommt. Calendula hat einen besonders granulationsfördernden, d.h. die Neubildung des Gewebes fördernden, Effekt.

In der Homöopathie hat Calendula ebenfalls einen besonderen Bezug zur obersten Hautschicht. Das potenzierte Arzneimittel wird eingesetzt bei offenen Wunden, Schürfwunden, nicht heilenden Wunden und Schmierwunden.

Calcium fluoratum

Calcium fluoratum, das Kalziumfluorid, ist ein Mineralsalz, das im Zahnschmelz, in den Knochen und im elastischen Gewebe vorkommt und für die Elastizität der Blutgefäße sorgt. Durch den Einsatz des Mittels in homöopathischer Form wird die Bildung des Kalziums im Körper angeregt – und somit einem Elastizitätsverlust von Gefäßen, Knochen, Zähnen und Bindegewebe vorgebeugt. In diesem Ratgeber wird *Calcium fluoratum* bei Karpaltunnel- und Leistenbruchoperationen empfohlen. In beiden Fällen geht es darum, eine Verhärtung oder aber eine Erschlaffung des betroffenen Gewebes zu verhindern.

Calcium carbonicum und *Mater perlarum*

Calcium carbonicum, ein aus Austernschalenkalk gewonnenes Mittel hat eine enge Beziehung zum Stoffwechsel, insbesondere zum Kalzium-Stoffwechsel, und zu den Knochen, zum Drüsen- und Lymphsystem, den Nerven und dem Magen-Darm-Trakt. In diesem Ratgeber wird auf die Kalzium-Salze insbesondere dann verwiesen, wenn es um Operationen im Knochen geht.

In diesem Hinblick eng verwandt ist *Calcium carbonicum* mit *Mater perlarum*. *Mater perlarum* wird aus der Substanz hergestellt, die in der Auster die Perle aus einem Sandkorn aufbaut. Sinnbildlich bietet sich dieses Arzneimittel insbesondere dann an, wenn – wie bei der Hüft-Operation – ein Fremdkörper in den Körper aufgenommen werden soll.

Hamamelis

Hamamelis, die virginische Zaubernuss, ist ein wichtiges pflanzliches Arzneimittel zur Behandlung von Venenerkrankungen wie Krampfadern oder Hämorrhoiden, da die Inhaltsstoffe zusammenziehend (adstringierend) und entzündungshemmend wirken. Das homöopathische Mittel hat einen ähnlichen Einsatzbereich, wobei charakteristische Hinweise schmerz- und druckempfindliche Krampfadern mit Neigung zu Entzündungen sind, außerdem eine Brüchigkeit der Gefäße mit Verletzungsgefahr.

Ruta graveolens

Ruta graveolens, die Gartenraute, hat eine besondere Beziehung zum Nervensystem wie auch zum Stütz- und Halteapparat – Knochen, Sehnen und Bänder. Leitsymptome sind Verrenkungen, Verstauchungen, Quetschungen, Schmerzen durch „Schlag, Stoß, Fall", das Gefühl, gelähmt, überanstrengt und zerschlagen zu sein. Zudem kann es zu einem Gefühl kommen, als seien die Sehnen verkürzt.

Staphisagria

Staphisagria, hergestellt aus dem Rittersporn, hat zahlreiche Anwendungsgebiete, insbesondere im Nervensystem, im Urogeniataltrakt und an der Haut. In der Notfallmedizin wird *Staphisagria* bei (schmerzenden) Stichverletzungen eingesetzt. In diesem Ratgeber wird *Staphisagria* bei Blinddarm- und Mandel-Operationen empfohlen.

Vespa crabro

Vespa crabro, die Hornisse, wird in der Homöopathie eingesetzt bei Beschwerden, die einem Hornissenstich ähneln – Schwellungen, Entzündungen, heftig brennende Schmerzen. Daneben hat sich interessanterweise die Anwendung bei Narben bewährt.

Homöopathische Behandlung bei einzelnen Operationen

Bewährte Anwendungen

In diesem Kapitel sollen die homöopathischen Arzneimittel einzelnen Operationen zugeordnet werden. Vorab zwei bewährte Anwendungen:

- **Behandlung ausschließlich mit *Arnica*:** Man kann *Arnica* als Einzelmittel einsetzen, wenn es zu isolierten, starken Blutergüssen (Hämatomen) kommt, z. B. bei schmerzhaften Blutergüssen, blauem Auge, stumpfen Bauchverletzungen oder schweren Blutergüssen nach Operationen.

> **Dosierung nach OP**
> *Arnica* D6 3x täglich 5 Globuli, 3–5 Tage

- **Behandlung mit *Arnica*, *Hypericum* und *Symphytum*:** Die Kombination der drei Heilpflanzen *Arnica*, *Hypericum* (Johanniskraut) und *Symphytum* (Beinwell) ist eine hervorragende Standardkombination, die sich insbesondere für Operationen an Knochen oder im Zahnbereich anbietet.

> **Dosierung nach OP**
> *Arnica* D12, *Symphytum* D6, *Hypericum* D6 jeweils 3x täglich 5 Globuli, ca. 3–5 Tage bzw. bis sich die Beschwerden bessern. Die Mittel können auch in einem halben Glas Wasser aufgelöst und schluckweise getrunken werden.

Wie im Anfangskapitel über die Wundheilung deutlich wurde, braucht der Körper gerade für die Bildung von neuem Gewebe (Granulation) Vitamin C. Zudem stellt jede Operation einen massiven Stressfaktor dar, der zusätzlich zu einem erhöhten Vitamin C-Bedarf führt.

Dr. Volker Schmiedel von der Habichtswaldklinik in Kassel rät, einige Tage vor und nach einer OP mindesten 3x ¼ Teelöffel Vitamin C einzunehmen. Daneben empfiehlt Schmiedel bei jeder Operation und jeder Wundheilungsstörung die Zufuhr von 20–50 mg Zink.

* * *

Die folgenden Hinweise sind spezieller als die eben beschriebenen bewährten Anwendungen und daher – wenn praktikabel – günstiger.

> **!** Bei Komplikationen wie Wundinfektion, Fieber, Heilungsverzögerung etc. bitte unbedingt zum Arzt gehen.

Bänderriss

Mittel	*Ruta* D6 *Calcium fluoratum* D6
Begründung der Mittelwahl	*Ruta* hat einen engen Bezug zum Bewegungs- und Halteapparat, so auch zu den Sehnen und Bändern. *Calcium fluoratum* sorgt für die erforderliche Elastizität.
Dosierung nach OP oder Verletzung	*Calcium fluoratum* D6 und *Ruta* D6, je 3x täglich 5 Globuli, ca. 3–5 Tage bzw. bis sich die Beschwerden bessern.

Blinddarm-Operation

Mittel	*Staphisagria* D6
Begründung der Mittelwahl	Bei einer Blinddarm-OP steht die Schnittverletzung im Vordergrund. Hier ist *Staphisagria* das Mittel der Wahl.
Dosierung nach OP	*Staphisagria* D6, 3x täglich 5 Globuli, ca. 3–5 Tage bzw. bis sich die Beschwerden bessern.

Gebärmutterentfernung (Hysterektomie)

Mittel	*Bellis perennis* D12
Begründung der Mittelwahl	*Bellis perennis*, das Gänseblümchen, hat einen besonderen Bezug zur Gebärmutter.
Dosierung nach OP	*Bellis perennis* D12, 3x täglich 5 Globuli, ca. 3–5 Tage bzw. bis sich die Beschwerden bessern.

Gesichtsoperationen einschließlich Auge und Nase

Mittel	*Symphytum* D30 übertrifft alle anderen Medikamente, um das Wundhämatom klein zu halten.
Begründung der Mittelwahl	*Symphytum* hat einen Bezug zur nahe an der Oberfläche liegenden Knochenhaut und zu Knorpelstrukturen. Zudem hat *Symphytum* sich insbesondere bei Schmerzen im Nasenbereich und bei Kopfschmerzen bewährt.
Dosierung nach OP	*Symphytum* D30, 3x täglich 5 Globuli, ca. 3–5 Tage bzw. bis sich die Beschwerden bessern.

Hüft-Operation

Mittel	*Mater perlarum* D12 *Symphytum* D6 *Arnica* D12 (nur bei starkem Wundhämatom)
Begründung der Mittelwahl	*Mater perlarum* unterstützt das Einwachsen des Fremdkörpers (künstliches Hüftgelenk) in den Knochen. *Symphytum* wird stets verabreicht, wenn das Knochenwachstum angeregt werden soll. *Arnica* wird eingesetzt, wenn es zu einem starken Wundhämatom (Bluterguss) kommt.
Dosierung nach OP	*Mater perlarum* D12, 1x täglich 5 Globuli, 2–3 Wochen. *Symphytum* D6, 3x täglich 5 Globuli, 1–2 Wochen. *Arnica* D12, 3x täglich 5 Globuli, 1 Woche lang.

Kaiserschnitt

Mittel	Für die Mutter *Staphisagria* D12 und *Bellis perennis* D6
Begründung der Mittelwahl	Die Mutter wird mit *Staphisagria* behandelt, dem Mittel für Schnittverletzungen. *Bellis perennis*, das Gänseblümchen, hat einen besonderen Bezug zur Gebärmutter.
Dosierung nach OP	*Staphisagria* D12, 3x täglich 5 Globuli, 1–3 Tage. *Bellis perennis* D6, 3x täglich 5 Globuli, 1–3 Tage.

Hinweis für Therapeuten:
Aus ärztlicher Sicht hat sich nach einem Kaiserschnitt für das Kind die einmalige Gabe von *Aconitum* D30 bewährt.
Keine Selbstbehandlung!

Karpaltunnel-Operation

Mittel	*Vespa crabro* D6 *Calcium fluoratum* D12
Begründung der Mittelwahl	Am wichtigsten ist bei einer Karpaltunnel-Operation die Verhinderung von Narbengewebe, das nach der primären Wundheilung den Karpaltunnel verengt: Vespa hat einen engen Bezug zum Bindegewebe und zur Narbenbildung. *Calcium fluoratum* wirkt einer Verhärtung des Gewebes entgegen.
Dosierung nach OP	*Vespa crabro* D6, 3x täglich 5 Globuli, ca. 3–5 Tage bzw. bis sich die Beschwerden bessern. *Calcium fluoratum* D12 1x täglich 5 Globuli, für 6 Wochen.

Knie-Operation

Mittel nach Kreuzband-OP	*Arnica* D12 *Ruta* D6
Mittel nach Implantation künstlicher Gelenke	*Arnica* D12 in Verbindung mit *Calcium carbonicum* D6 Nach starkem Blutverlust während und nach der Operation *China* D6
Begründung der Mittelwahl	*Arnica* verbessert die Wundheilung und wirkt abschwellend. *Ruta* hat einen engen Bezug zu Sehnen und Bändern. Da es bei der Kreuzband-OP zu einer Verpflanzung des Sehnengewebes kommt, ist hier *Ruta* insbesondere zur Abschwächung der Sehnenvernarbung wichtig. Bei der Implantation eines künstlichen Kniegelenkes ist zum besseren Einwachsen in den Knochen eine Nachbehandlung mit *Calcium carbonicum* sinnvoll.
Dosierung nach OP	*Arnica* D12, 3x täglich 5 Globuli, bis zur Rückbildung der Schwellung. *Ruta* D6, 3x täglich 5 Globuli, ca. 3–5 Tage.

| Dosierung nach OP für künstliches Gelenk | *Arnica* D12, 3x täglich 5 Globuli, bis zur Rückbildung der Schwellung. *Calcium carbonicum* D6 3x täglich 5 Globuli, 1 Woche. *China* D6, 3x täglich 5 Globuli, 3–5 Tage |

> *i* Bei einer normalen Arthroskopie ohne Komplikationen ist keine homöopathische Therapie notwendig.

Leistenbruch

Mittel	*Calcium fluoratum* D12
Begründung der Mittelwahl	Beim Leistenbruch liegt eine Bindegewebsschwäche vor. *Calcium fluoratum* hat einen besonderen Bezug zu Bindegewebserschlaffungen.
Dosierung nach OP	*Calcium fluoratum* D12, 1x täglich 5 Globuli, 4 Wochen.

Mandel-Operation

Mittel	*Staphisagria* D12 *Arnica* D12
Begründung der Mittelwahl	*Staphisagria* ist stets das Mittel der Wahl, wenn es zu Schnittverletzungen kommt.
Dosierung nach OP	*Staphisagria* D12, 3x täglich 5 Globuli, ca. 1–3 Tage bzw. bis sich die Beschwerden bessern. Bei Nachblutungen *Arnica* D12, 3x täglich 5 Globuli, 1–3 Tage.

Oberschenkel-Operation

Mittel	*Arnica* D12 *Symphytum* D6
Begründung der Mittelwahl	*Arnica* wird gegen das Wundhämatom und die Schwellung eingesetzt, *Symphytum* – hier macht die Pflanze „Beinwell" ihrem Namen alle Ehre – zur Anregung der Kallusbildung im Knochen.
Dosierung nach OP	*Arnica* D12 bei Wundhämatom, 3x täglich 5 Globuli bis zum Rückgang der Schwellung, ca. 1 Woche. *Symphytum* D6 5x täglich, bis Besserung eintritt, ca. 2 Wochen.

Hinweis für Therapeuten:
Zur Nachbehandlung Knochensalze verordnen.
Hagerer Typus: *Phosphorus* D12
Athletischer Typus: *Calcium phosphoricum* D6
Pyknischer Typus: *Calcium carbonicum* D6.

Dosierung: *Phosphor* D12 einmal täglich, Kalziumsalze 3x täglich für 3 Wochen.

Verödung von Hämorrhoiden

Mittel	*Hamamelis* D12 (dünne Patienten) *Aesculus* D6 (beleibte Patienten)
Begründung der Mittelwahl	*Hamamelis* (Zaubernuss) und *Aesculus* (Rosskastanie) haben beide einen besonderen Bezug zum Venenapparat.
Dosierung nach OP	*Hamamelis* D12 oder *Aesculus* D6, 3x täglich 5 Globuli, ca. 3–5 Tage bzw. bis sich die Beschwerden bessern.

Verödung von Krampfadern

Mittel	*Arnica* D12 *Borago* D6 (dickere Frauen) *Hamamelis* D6 (dünne Frauen)
Begründung der Mittelwahl	*Arnica* wird eingesetzt, da es zu einer Verletzung von Weichteilgewebe kommt. *Borago* und *Hamamelis* sind beides Heilpflanzen mit einem Bezug zum venösen System. Nach Beobachtung des Autors hat sich *Borago* hier eher bei fülligeren Frauen bewährt, das Mittel scheint den venösen Rückstau zu lindern.

Dosierung nach OP	*Arnica* D12, 3x täglich 5 Globuli, ca. 3–5 Tage bzw. bis sich die Beschwerden bessern. *Borago* D6 oder *Hamamelis* D6, 3x täglich 5 Globuli, 4 Wochen

Zahnextraktionen

Mittel	*Symphytum* D6 *Hypericum* D6 *Arnica* D12
Begründung der Mittelwahl	Bei Zahnextraktionen kommt es zu Schwellung (*Arnica*), Schmerz (*Hypericum*) und einer Mitbeteiligung von knöchernen Strukturen (*Symphytum*).
Dosierung nach OP	Die drei Mittel *Symphytum* D6, *Hypericum* D6 und *Arnica* D12, jeweils 3x täglich 5 Globuli, ca. 3–5 Tage bzw. bis sich die Beschwerden bessern.

Arnica sollte bei Zahnextraktionen nicht im Vorfeld eingenommen werden, da es dann zu einer verstärkten Blutung kommen kann.

Anwendungshinweise

Die Anwendung von homöopathischen Arzneimitteln vor einer Operation wird kontrovers diskutiert. In der Studie der Carstens-Stiftung kam es nach dem präoperativen Einsatz von *Arnica* zu verstärkten Blutungen während der Operation. Allerdings wurde eine höhere Potenz, die D30, verwendet als wir sie hier empfehlen. Praktizierende homöopathische Ärzte, die *Arnica* vor der Operation verabreichen, verwenden in der Regel Tiefpotenzen (D6, D12).

Setzen Sie die homöopathischen Mittel ab, wenn eine Besserung eingetreten ist. Wenn keine Veränderungen auftreten, sollten Sie Rücksprache mit einem homöopathischen Arzt halten.

Im Hinblick auf die homöopathische Behandlung spielt es keinen Einfluss, ob Heparin gespritzt oder ein anderes Arzneimittel eingenommen wird. Die Homöopathie hat keinen negativen Einfluss.

Dosierung

Jeweils 5 Globuli einnehmen. Wenn keine Globuli erhältlich sind, alternativ 5 Tropfen oder

1 Tablette einnehmen. Globuli und Tabletten in die Wangentasche schieben oder unter die Zunge legen. Tropfen in einem halben Glas Wasser auflösen und schluckweise trinken. Bei Besserung der Beschwerden Mittel absetzen.

Die Operationen im Überblick

Operation	Mittel	Dosierung nach OP
Bänderriss	Calcium fluoratum D6 Ruta D6	Calcium fluoratum D6 und Ruta D6, nach Verletzung oder OP je 3x täglich 5 Globuli, ca. 3–5 Tage bzw. bis sich die Beschwerden bessern
Blinddarm-OP	Staphisagria D6	Staphisagria D6, 3x täglich 5 Globuli, ca. 3–5 Tage bzw. bis sich die Beschwerden bessern
Gebärmutterentfernung (Hysterektomie)	Bellis perennis D12	Bellis perennis D12, 3x täglich 5 Globuli, ca. 3–5 Tage bzw. bis sich die Beschwerden bessern
Gesichtsoperationen einschließlich Auge und Nase	Symphytum D30	Symphytum D30, 3x täglich 5 Globuli, ca. 3–5 Tage bzw. bis sich die Beschwerden bessern
Hüft-OP	Mater perlarum D12 Symphytum D6	Mater perlarum D12, 1x täglich 5 Globuli, 2–3 Wochen. Symphytum D6, 3x täglich 5 Globuli, 1–2 Wochen.

Operation	Mittel	Dosierung nach OP
Hüft-OP	*Arnica* D6	*Arnica* D6, nur bei starkem Wundhämatom, 3x täglich 5 Globuli, 1 Woche lang
Kaiserschnitt	*Staphisagria* D12 *Bellis perennis* D6	*Staphisagria* D12, 3x täglich 5 Globuli, 1–3 Tage. *Bellis perennis* D6, 3x täglich 5 Globuli, 1–3 Tage
Karpaltunnel-OP	*Vespa crabro* D6 *Calcium fluoratum* D12	*Vespa crabro* D6, 3x täglich 5 Globuli, ca. 3–5 Tage bzw. bis sich die Beschwerden bessern *Calcium fluoratum* D12 1x täglich 5 Globuli für 6 Wochen
Kreuzband-OP Knie	*Arnica* D12 *Ruta* D6	*Arnica* D12, 3x täglich 5 Globuli, bis zur Rückbildung der Schwellung *Ruta* D6, 3x täglich 5 Globuli, ca. 3–5 Tage
Künstliches Knie-Gelenk	*Arnica* D12 *Calcium carbonicum* D6	*Arnica* D12, 3x täglich 5 Globuli, bis zur Rückbildung der Schwellung *Calcium carbonicum* D6 3x täglich 5 Globuli, 1 Woche

Operation	Mittel	Dosierung nach OP
Leistenbruch	*Calcium fluoratum* D12	*Calcium fluoratum* D12, 1x täglich 5 Globuli, 4 Wochen
Mandel-OP	*Staphisagria* D12 *Arnica* D12	*Staphisagria* D12, 3x täglich 5 Globuli, ca. 1–3 Tage bzw. bis sich die Beschwerden bessern Bei Nachblutungen *Arnica* D12, 3x täglich 5 Globuli, 1–3 Tage
Oberschenkel-OP	*Arnica* D12 *Symphytum* D6	*Arnica* D12 bei Wundhämatom, 3x täglich 5 Globuli bis zur Rückbildung der Schwellung, ca. 1 Woche. Bei starken Wundheilungsschmerzen *Symphytum* D6 5x täglich, bis Besserung eintritt, ca. 2 Wochen
Verödung von Hämorrhoiden	*Hamamelis* D12 *Aesculus* D6	*Hamamelis* D12 oder *Aesculus* D6, 3x täglich 5 Globuli, ca. 3–5 Tage bzw. bis sich die Beschwerden bessern

Operation	Mittel	Dosierung nach OP
Verödung von Krampfadern	*Arnica* D12	*Arnica* D12, 3x täglich 5 Globuli, ca. 3–5 Tage bzw. bis sich die Beschwerden bessern
	Borago D6 oder *Hamamelis* D6	*Borago* D6 oder *Hamamelis* D6, 3x täglich 5 Globuli, 4 Wochen
Zahnextraktionen	*Symphytum* D6, *Hypericum* D6 *Arnica* D12	Die drei Mittel *Symphytum* D6, *Hypericum* D6 und *Arnica* D12, jeweils 3x täglich 5 Globuli, ca. 3–5 Tage bzw. bis sich die Beschwerden bessern

Die Autorin

Annette Kerckhoff, BSc Komplementärmedizin und European Master of Health Promotion, Lehrbeauftragte für naturheilkundliche Selbsthilfestrategien, Phytotherapie und Medizingeschichte, ist seit fast zwei Jahrzehnten auf die laienverständliche Vermittlung von Gesundheitswissen und Selbsthilfemaßnahmen spezialisiert. Sie hat zahlreiche Ratgeber und Patienteninformationen geschrieben und arbeitet für Carstens-Stiftung:Natur und Medizin.

Der Autor

Dr. Johannes Wilkens studierte Theologie und Humanmedizin. Seine Doktorarbeit über Arnica montana führte er mit Unterstützung der Carstens-Stiftung durch. Er ist Oberarzt in der Alexander von Humboldtklinik Bad Steben. In die Klinik integriert ist seine private Praxis für klassische Homöopathie und Anthroposophische Medizin. Schwerpunkte der Praxis sind neben der Onkologie auch neurologische Leiden wie Multiple Sklerose, Parkinson und Schlaganfall.

Schwerpunkt seiner regen Forschungsarbeit sind Behandlungskonzepte für die großen Volkskrankheiten. Er ist Autor von Büchern zur Behandlung des Schlaganfalls und zur Misteltherapie.

Die Buchreihe *Was tun bei ...* im KVC Verlag

M. Elies, A. Kerckhoff (2013
Diagnose Krebs

I. Gerhard, A. Kerckhoff (2011)
Endometriose

A. Kerckhoff, S. Kruse (2004)
Mittelohrentzündung

A. Kerckhoff (2004)
Nasennebenhöhlenentzündung

A. Kerckhoff (2005)
Heuschnupfen

A. Kerckhoff (2010)
Prüfungsangst

A. Kerckhoff, A. Michalsen (2005)
Raucherentwöhnung

A. Kerckhoff, J. Wilkens (2006)
Schlaganfall

A. Kerckhoff, J. Wilkens (2006)
Wundheilung nach Operationen

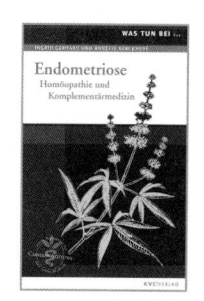

A. Kerckhoff, S. v. Frankenberg (2007)
Kopfschmerzen von Kindern

J. Langhorst, A. Kerckhoff (2. Aufl. 2010)
Colitis ulcerosa und Morbus Crohn

T. Rampp, A. Kerckhoff (2010)
Heilfasten

T. Rampp, K. Hoffschulte (2014)
Rheuma

B. Schüler (2008)
Selbsthilfe bei Trockenen Augen

B. Schüler, M. Frühwald (2012)
Selbsthilfe bei Grauem Star und Altersweitsichtigkeit

G. Spahn, A. Kerckhoff (2007)
Nebenwirkungen einer Krebstherapie

J. Wilkens, A. Kerckhoff (2009)
Parkinson – Selbsthilfe und Komplementärmedizin

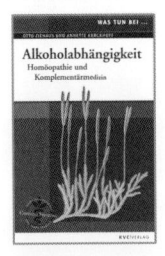

O. Ziehaus, A. Kerckhoff (2011)
Alkoholabhängigkeit

O. Ziehaus, A. Kerckhoff (2013)
Depression